Dr. med. Jörg Hennig

Jenny-Beth Schmitt

AF176338

TRI-

Trimming®

Bewegung ist Medizin

mit Gesundheitspass und
Jahresdokumentation für
Gesunde und chronisch Kranke

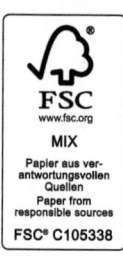

© 2020 Dr. Jörg Hennig, Jenny Schmitt, Oelde

Herstellung und Verlag:
BoD – Books on Demand, Norderstedt

2. erweiterte Auflage 2020

ISBN 978-3-75287-745-8

TRI-TRIMMING® ist eine registrierte Marke

Dr. med. Jörg Hennig
Jenny-Beth Schmitt

TRI-Trimming®

Bewegung ist Medizin

mit Gesundheitspass und
Jahresdokumentation für
Gesunde und chronisch Kranke

In der Hoffnung, dass dieses Booklet zur Gesundheitsförderung beiträgt und die Idee TRI-Trimming® auch im Alltag vieler - auch chronisch kranker - Menschen integriert wird.

Denn BEWEGUNGistMEDIZIN®.

Einleitung

„Wer rastet der rostet …! – Mach' TRI-Trimming®"

Bewegung ist Medizin. – Darum sollte in der Behandlung chronisch Kranker und zur Vermeidung der Entstehung dieser Krankheiten die Bewegung als Therapiemittel genutzt werden. Keine andere Therapie ist so wirkungsvoll und gleichzeitig so nebenwirkungsarm, dass die Bewegung eine Wunderarznei sein könnte …

Könnte …, wenn man sich genug bewegen würde…! Darum hat der Sportmediziner Dr. med. Jörg Hennig 2015 die Gesundheits-Aktion TRI-Trimming® ins Leben gerufen.

Wir wünschen allen Menschen und insbesondere Patienten mit chronischen Erkrankungen wie Bluthochdruck, KHK, Asthma oder COPD und Diabetes mellitus mehr Gesundheit und auch weniger Medikamente durch mehr Bewegung im Leben.

Dieses Buch soll dabei Motivation sein und Dokumentation eines besseren Lebensstils mit besseren Vitalwerten.

Die Autoren

Dr. med. Jörg Hennig   **Jenny-Beth Schmitt**

Grußwort von Prof. Wildor Hollmann

Technisierung, Automatisierung, Roboterisierung unseres dienstlichen wie auch des privaten Daseins bewirken zwangsläufig körperliche Inaktivität. Körperliche, aber auch geistige Leistungsfähigkeit beruhen wesentlich auf der Inanspruchnahme der Skelettmuskulatur. Die damit verbundenen Reize wirken im hohen Maße präventiv wie auch therapeutisch und rehabilitativ gegenüber zahlreichen Risikofaktoren, solche die Lebensqualität und Lebenserwartung verschlechtern.

Die Weltgesundheitsorganisation (WHO) stellt erstmals 1994 auf einer gemeinsamen Tagung mit dem Weltverband für Sportmedizin (FIMS) fest, dass Bewegungsmangel der Risikofaktor Nummer 1 sei, für die Entstehung von Stoffwechselkrankheiten aller Art. Die wichtigsten Risikofaktoren hinsichtlich einer Verkürzung der Lebenserwartung wie Hypertonie, Fettstoffwechsel und Kohlenhydratstoffwechselstörungen können durch körperliche Aktivierungsmaßnahmen in hohem Maße bekämpft werden. Dazu zählen vor allem Beanspruchungen auf allgemeine aerobe dynamische Ausdauer, aber auch auf Kraft und Koordination.

Als in der zweiten Hälfte der 1960er Jahre der Bewegungsmangel in der Bundesrepublik Deutschland immer mehr zunahm, beschloss der Deutsche Sportbund (DSB) eine groß angelegte Aktion im Sinne der Bewegungsförderung, die sogenannte Trimm-Aktion. Auf der Basis sportärztlicher Empfehlungen wurde ab 1974 besonders populär die „Trimming 130" Propagierung. Millionen von Menschen, die vorher keinerlei Sport getrieben hatten, wurden aktiviert.

Viele Millionen von Ihnen wurden Mitglieder des Deutschen Sportbundes. Eine in der zweiten Hälft der 1970er Jahre vorgenommene Umfrage in der Bevölkerung ergab, dass über 90% aller Menschen die Trimm-Aktion kannten, ein Wert, den einige Spitzenpolitiker nicht erreichten.

Leider machte man den Fehler von jährlich neuen Zielsetzungen, die letztendlich verschlechternd wirkten und die Zahl der Trimm-Aktion Teilnehmer immer weiter zurückgehen ließ.

Hier setzt der Plan des Kollegen Hennig ein. Er stellt gewissermaßen eine Fortführung der Trimm-Aktion auf der Basis eigener Ideen fort. Hier kann nur ein voller Erfolg gewünscht werden!

Univ.-Prof. mult. Dr. med. Dr. h.c. mult. Wildor Hollmann
- Ehrenpräsident des Weltverbandes für Sportmedizin und der Deutschen Gesellschaft für Sportmedizin und Prävention
- INSTITUT FÜR KREISLAUFFORSCHUNG UND SPORTMEDIZIN, Deutsche Sporthochschule Köln

Die Idee TRI-Trimming®

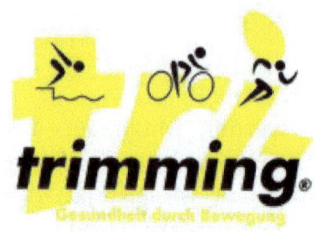

Tri-Trimming® ist eigentlich keine neue Sportart, sondern Tri-Trimming® besteht aus den Ausdauersportarten Schwimmen, Radfahren und Laufen.

Sportmedizinisch ist hinreichend bekannt, dass insbesondere die Kombination dieser drei Sportarten für die Gesundheit förderlich ist. Durch die Abwechslung der Bewegungsmuster treten auch bei Anfängern weniger häufig Sportschäden oder Sportverletzungen auf.

Tri-Trimming® für Einsteiger umfasst die Durchführung einer Distanz eines Volkstriathlons, absolviert in einer Woche:
500 m schwimmen, 20 km Radfahren und 5 km Laufen pro Woche. Dabei ist es egal, wie man es aufteilt.

Beispiele:
Montag bis Freitag täglich 100 m schwimmen, 4 km Radfahren und 1 km Laufen oder

Montag 500 m schwimmen, Mittwoch 20 km Radfahren und Freitag 5 km Laufen oder

Mo-Fr tgl. 500 m laufend zum Bäcker und zurück, 2 km mit dem Rad zur Arbeit und danach zurück und am Wochenende 500 m schwimmen oder… oder … oder …

TRI-TRIMMING und Alternativen

	Outdoor	Indoor	Alternative
s w i m	Schwimmen	Ruder-ergometer	Gartenarbeit Nordicwalking Gymnastik
b i k e	Radfahren	Fahrrad-ergometer	Pedelec Roller
r u n	Laufen/ Gehen	Laufband-ergometer	Rasenmähen Inliner

Um sich optimal und gesund zu bewegen empfehlen die Autoren vorab und begleitend Sportvorsorgeuntersuchungen. Die Kosten dafür werden von den meisten Krankenkassen zum Großteil erstattet. Weitere Infos: www.check4sports.de

TIPP: Die Sportvorsorgeuntersuchungen können in dem Booklet „check4sports®" dieser Schriftenreihe dokumentiert werden (siehe Seite 140).

Weitere Informationen auf
www.tri-trimming.de
oder über Facebook
www.facebook.com/TRItrimming

Simple Tipps zu einem gesünderen Lebensstil

Immer wieder fragen Patienten nach einfachen Wegen neben der Bewegung an Gewicht abzunehmen und insbesondere ungünstige Blutwerte zu verbessern.

Eine Lebensstiländerung muss einfach und lebbar sein …. Nur was man auf Dauer umsetzen kann und will, wird man auch langfristig leben…

Lassen Sie doch abends einfach die Kohlenhydrate weg. Dadurch erholt sich der Insulinspiegel. Insulin führt dazu, dass der Blutzucker verbraucht wird und das Fett aus den Depots nicht verbrannt wird.

So kann man auch längerfristig eine Insulinresistenz verhindern. Das spart Medikamente ein. Und nachts werden die Fette verbrannt … im Schlaf ;)

Kohlenhydrate sind nicht nur in Brot, Reis, Kartoffeln, Nudeln und Süßwaren … sondern auch im Obst…!

Man muss nicht einfach so alles essen ohne Maß. Das gilt auch für Rauchen und Alkohol. Ohne Verzicht genießen. Durst mit Wasser und nicht mit Säften löschen …

Bewegung sollte man in den Alltag integrieren … z. B. mit TRI-Trimming®.

Medikamente sind wichtiger Bestandteil jeder Therapie … Bewegung und gesunde Ernährung aber auch …

X

INHALTSVERZEICHNIS

Diese Ausgabe entstand in Kooperation mit

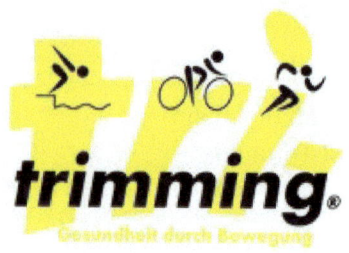

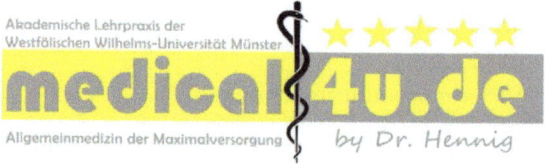

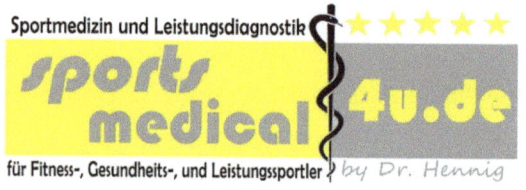

I. Gesundheitspass

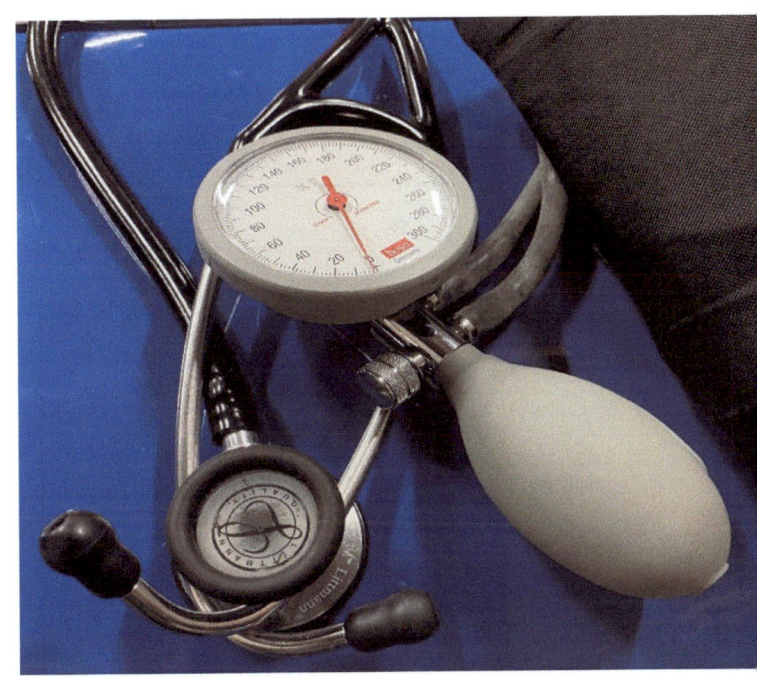

Patienten-Daten

Name	
Vorname	
Geburtsdatum	
Krankenkasse	
Adresse	

Größe (cm)		
BMI*	25	30
Gewicht (kg)*		

*empfohlen

Allergien	

DMP-Teilnahmen	√
KHK	
Diabetes mellitus	
Asthma/COPD	

Behandelnde Ärzte

Hausarzt

Kardiologe

Pulmologe

Diabetologe

Augenarzt

Notarzt	Kassenärztlicher Notdienst
112	116 117

Chronische Erkrankungen

o Diabetes
o Bluthochdruck
o Herzschwäche
o Schlaganfall
o Schlafapnoe
o Thrombose
o Sonstige:

o Schilddrüsenerkrankung
o KHK
o Lungenerkrankung
o erhöhte Blutfette
o Krebserkrankungen
o Baucherkrankungen

o keine

JAHRESPLANER / WICHTIGE TERMINE

JANUAR	
FEBRUAR	
MÄRZ	
APRIL	
MAI	
JUNI	

JULI	
AUGUST	
SEPTEMBER	
OKTOBER	
NOVEMBER	
DEZEMBER	

Arzt-Termine

Termine Hausarzt (DMP)	Datum
1. Quartal	
2. Quartal	
3. Quartal	
4. Quartal	
1. Quartal Folgejahr	

	Letzter Check	Termin
Kardiologe		
Diabetologe		
Augenarzt		
Pulmologe		
Sportmediziner		

DMP-Checkliste

!		1.	2.	3.	4.	√
	DMP-Termin Hausarzt					
	Augenarzt					
	Kardiologe					
	Diabetologe					
	Pulmologe					
	Check Aortenaneurysma					
	Impfung (Td-Pert)					
	Grippeschutzimpfung					
	Pneumokokken-Impfung					

DMP-Checkliste-PLUS

	Sportvorsorge-Check					
	ABI-Messung					
	Körperfettanalyse					
	HRV-Messung					
	Mineralien-Labor					
	Vitamin-D-Test					
	Diabetes-Komplikationen	/	/	/	/	/
	Check Diab. Neuropathie					
	Check LUTS (Harnwege)					
	Check Angiopathie					
	Check Diabetes-Leber					
	Check Nierenkrankheit					

Arztbesuche/Krankenhausaufenthalte/...

Datum	Arzt/Erkrankung/Therapie

Datum	Arzt/Erkrankung/Therapie

Medikamenteneinnahmen 1. Quartal

Name/Wirkstoff	M	M	A

Morgens/Mittags/Abends

Medikamenteneinnahmen 2. Quartal

Name/Wirkstoff	M	M	A

Morgens/Mittags/Abends

Medikamenteneinnahmen 3. Quartal

Name/Wirkstoff	M	M	A

Morgens/Mittags/Abends

Medikamenteneinnahmen 4. Quartal

Name/Wirkstoff	M	M	A

Morgens/Mittags/Abends

Blutzucker-Tagesprofil (1x/Quartal)

	1. Q	2. Q	3. Q	4. Q
vor dem Frühstück				
nach dem Frühstück				
vor dem Mittagessen				
nach dem Mittagessen				
vor dem Abendessen				
nach dem Abendessen				
vor der Nachtruhe				
in der Nacht				

Blutdruck-Tagesprofil (1x/Quartal)

1. Quartal	systol.	diastol.	Puls	Bem.
morgens				
mittags				
abends				

2. Quartal	systol.	diastol.	Puls	Bem.
morgens				
mittags				
abends				

3. Quartal	systol.	diastol.	Puls	Bem.
morgens				
mittags				
abends				

4. Quartal	systol.	diastol.	Puls	Bem.
morgens				
mittags				
abends				

Labor-Dokumentation (quartalsweise)

Wert	1.Q	2.Q	3.Q	4.Q
Blutdruck				
EKG				
FEV_1				
Cholesterin				
HDL				
LDL				
Triglyceride				
Blutzucker				
HbA1c				
Urin				
PSA				
Vitamin D				
Magnesium				
Zink				

Körperanalyse-Dokumentation

Wert	1.Q	2.Q	3.Q	4.Q
Körperfett				
Gewicht				
BMI				
Muskelmasse				
Körperwasser				
Bauchumfang				

ABI-Messung-Dokumentation

Wert	1.Q	2.Q	3.Q	4.Q
RR re Arm				
RR li Arm				
ABI rechts				
ABI links				
Pulswelle				
! oder v				

Sportvorsorgeuntersuchung-Dokumentation

Leistungsdiagnostik	Wert
Perzentil Altersgruppe	
Trainingspuls (GA1)	
Max. Leistung	
Max. Puls	
VO$_2$ max.	

Sporttauglichkeit

Datum	Stempel/Unterschrift

Nächste empfohlene Sportvorsorgeuntersuchung:

II. Bewegung und Vitalwerte

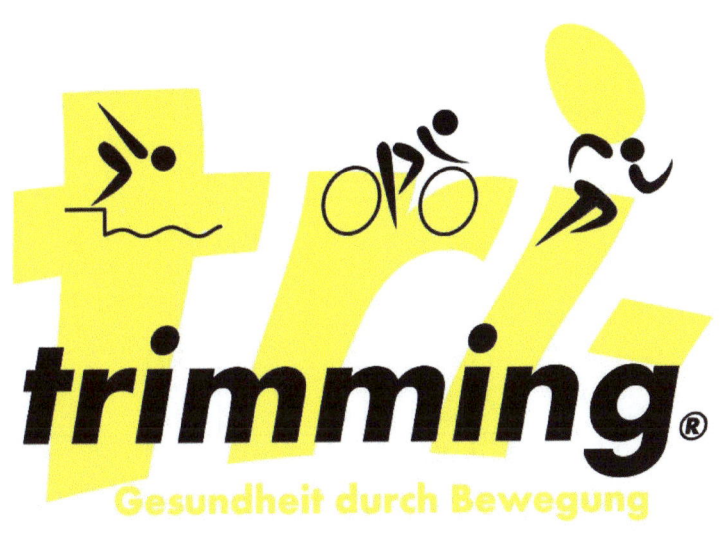

weitere Infos: www.tri-trimming.de

www.facebook.com/TRItrimming

	K	A	S	RR	Hf	BZ	Gew.
Mo							
Di							
Mi							
Do							
Fr							
Sa							
So							

	N	A	S	O_2	H	SpO2	PEF	Notiz
Mo								
Di								
Mi								
Do								
Fr								
Sa								
So								

	SWIM	BIKE	RUN
Montag			
Dienstag			
Mittwoch			
Donnerstag			
Freitag			
Samstag			
Sonntag			
Gesamt			
√			

Sonstige Aktivitäten:

	K	A	S	RR	Hf	BZ	Gew.
Mo							
Di							
Mi							
Do							
Fr							
Sa							
So							

	N	A	S	O$_2$	H	SpO2	PEF	Notiz
Mo								
Di								
Mi								
Do								
Fr								
Sa								
So								

	SWIM	BIKE	RUN
Montag			
Dienstag			
Mittwoch			
Donnerstag			
Freitag			
Samstag			
Sonntag			
Gesamt			
√			

Sonstige Aktivitäten:

	K	A	S	RR	Hf	BZ	Gew.
Mo							
Di							
Mi							
Do							
Fr							
Sa							
So							

	N	A	S	O_2	H	SpO2	PEF	Notiz
Mo								
Di								
Mi								
Do								
Fr								
Sa								
So								

	SWIM	BIKE	RUN
Montag			
Dienstag			
Mittwoch			
Donnerstag			
Freitag			
Samstag			
Sonntag			
Gesamt			
√			

Sonstige Aktivitäten:

	K	A	S	RR	Hf	BZ	Gew.
Mo							
Di							
Mi							
Do							
Fr							
Sa							
So							

	N	A	S	O$_2$	H	SpO2	PEF	Notiz
Mo								
Di								
Mi								
Do								
Fr								
Sa								
So								

	SWIM	BIKE	RUN
Montag			
Dienstag			
Mittwoch			
Donnerstag			
Freitag			
Samstag			
Sonntag			
Gesamt			
√			

Sonstige Aktivitäten:

	K	A	S	RR	Hf	BZ	Gew.
Mo							
Di							
Mi							
Do							
Fr							
Sa							
So							

	N	A	S	O$_2$	H	SpO2	PEF	Notiz
Mo								
Di								
Mi								
Do								
Fr								
Sa								
So								

	SWIM	BIKE	RUN
Montag			
Dienstag			
Mittwoch			
Donnerstag			
Freitag			
Samstag			
Sonntag			
Gesamt			
√			

Sonstige Aktivitäten:

	K	A	S	RR	Hf	BZ	Gew.
Mo							
Di							
Mi							
Do							
Fr							
Sa							
So							

	N	A	S	O_2	H	SpO2	PEF	Notiz
Mo								
Di								
Mi								
Do								
Fr								
Sa								
So								

	SWIM	BIKE	RUN
Montag			
Dienstag			
Mittwoch			
Donnerstag			
Freitag			
Samstag			
Sonntag			
Gesamt			
√			

Sonstige Aktivitäten:

	K	A	S	RR	Hf	BZ	Gew.
Mo							
Di							
Mi							
Do							
Fr							
Sa							
So							

	N	A	S	O_2	H	SpO2	PEF	Notiz
Mo								
Di								
Mi								
Do								
Fr								
Sa								
So								

	SWIM	BIKE	RUN
Montag			
Dienstag			
Mittwoch			
Donnerstag			
Freitag			
Samstag			
Sonntag			
Gesamt			
√			

Sonstige Aktivitäten:

	K	A	S	RR	Hf	BZ	Gew.
Mo							
Di							
Mi							
Do							
Fr							
Sa							
So							

	N	A	S	O$_2$	H	SpO2	PEF	Notiz
Mo								
Di								
Mi								
Do								
Fr								
Sa								
So								

	SWIM	BIKE	RUN
Montag			
Dienstag			
Mittwoch			
Donnerstag			
Freitag			
Samstag			
Sonntag			
Gesamt			
√			

Sonstige Aktivitäten:

	K	A	S	RR	Hf	BZ	Gew.
Mo							
Di							
Mi							
Do							
Fr							
Sa							
So							

	N	A	S	O$_2$	H	SpO2	PEF	Notiz
Mo								
Di								
Mi								
Do								
Fr								
Sa								
So								

	SWIM	BIKE	RUN
Montag			
Dienstag			
Mittwoch			
Donnerstag			
Freitag			
Samstag			
Sonntag			
Gesamt			
√			

Sonstige Aktivitäten:

	K	A	S	RR	Hf	BZ	Gew.
Mo							
Di							
Mi							
Do							
Fr							
Sa							
So							

	N	A	S	O_2	H	SpO2	PEF	Notiz
Mo								
Di								
Mi								
Do								
Fr								
Sa								
So								

	SWIM	BIKE	RUN
Montag			
Dienstag			
Mittwoch			
Donnerstag			
Freitag			
Samstag			
Sonntag			
Gesamt			
√			

Sonstige Aktivitäten:

	K	A	S	RR	Hf	BZ	Gew.
Mo							
Di							
Mi							
Do							
Fr							
Sa							
So							

	N	A	S	O_2	H	SpO2	PEF	Notiz
Mo								
Di								
Mi								
Do								
Fr								
Sa								
So								

	SWIM	BIKE	RUN
Montag			
Dienstag			
Mittwoch			
Donnerstag			
Freitag			
Samstag			
Sonntag			
Gesamt			
√			

Sonstige Aktivitäten:

	K	A	S	RR	Hf	BZ	Gew.
Mo							
Di							
Mi							
Do							
Fr							
Sa							
So							

	N	A	S	O$_2$	H	SpO2	PEF	Notiz
Mo								
Di								
Mi								
Do								
Fr								
Sa								
So								

	SWIM	BIKE	RUN
Montag			
Dienstag			
Mittwoch			
Donnerstag			
Freitag			
Samstag			
Sonntag			
Gesamt			
√			

Sonstige Aktivitäten:

	K	A	S	RR	Hf	BZ	Gew.
Mo							
Di							
Mi							
Do							
Fr							
Sa							
So							

	N	A	S	O_2	H	SpO2	PEF	Notiz
Mo								
Di								
Mi								
Do								
Fr								
Sa								
So								

	SWIM	BIKE	RUN
Montag			
Dienstag			
Mittwoch			
Donnerstag			
Freitag			
Samstag			
Sonntag			
Gesamt			
√			

Sonstige Aktivitäten:

	K	A	S	RR	Hf	BZ	Gew.
Mo							
Di							
Mi							
Do							
Fr							
Sa							
So							

	N	A	S	O_2	H	SpO2	PEF	Notiz
Mo								
Di								
Mi								
Do								
Fr								
Sa								
So								

	SWIM	BIKE	RUN
Montag			
Dienstag			
Mittwoch			
Donnerstag			
Freitag			
Samstag			
Sonntag			
Gesamt			
√			

Sonstige Aktivitäten:

	K	A	S	RR	Hf	BZ	Gew.
Mo							
Di							
Mi							
Do							
Fr							
Sa							
So							

	N	A	S	O_2	H	SpO2	PEF	Notiz
Mo								
Di								
Mi								
Do								
Fr								
Sa								
So								

	SWIM	BIKE	RUN
Montag			
Dienstag			
Mittwoch			
Donnerstag			
Freitag			
Samstag			
Sonntag			
Gesamt			
√			

Sonstige Aktivitäten:

	K	A	S	RR	Hf	BZ	Gew.
Mo							
Di							
Mi							
Do							
Fr							
Sa							
So							

	N	A	S	O$_2$	H	SpO2	PEF	Notiz
Mo								
Di								
Mi								
Do								
Fr								
Sa								
So								

	SWIM	BIKE	RUN
Montag			
Dienstag			
Mittwoch			
Donnerstag			
Freitag			
Samstag			
Sonntag			
Gesamt			
√			

Sonstige Aktivitäten:

	K	A	S	RR	Hf	BZ	Gew.
Mo							
Di							
Mi							
Do							
Fr							
Sa							
So							

	N	A	S	O_2	H	SpO2	PEF	Notiz
Mo								
Di								
Mi								
Do								
Fr								
Sa								
So								

	SWIM	BIKE	RUN
Montag			
Dienstag			
Mittwoch			
Donnerstag			
Freitag			
Samstag			
Sonntag			
Gesamt			
√			

Sonstige Aktivitäten:

	K	A	S	RR	Hf	BZ	Gew.
Mo							
Di							
Mi							
Do							
Fr							
Sa							
So							

	N	A	S	O_2	H	SpO2	PEF	Notiz
Mo								
Di								
Mi								
Do								
Fr								
Sa								
So								

	SWIM	BIKE	RUN
Montag			
Dienstag			
Mittwoch			
Donnerstag			
Freitag			
Samstag			
Sonntag			
Gesamt			
√			

Sonstige Aktivitäten:

	K	A	S	RR	Hf	BZ	Gew.
Mo							
Di							
Mi							
Do							
Fr							
Sa							
So							

	N	A	S	O_2	H	SpO2	PEF	Notiz
Mo								
Di								
Mi								
Do								
Fr								
Sa								
So								

	SWIM	BIKE	RUN
Montag			
Dienstag			
Mittwoch			
Donnerstag			
Freitag			
Samstag			
Sonntag			
Gesamt			
√			

Sonstige Aktivitäten:

	K	A	S	RR	Hf	BZ	Gew.
Mo							
Di							
Mi							
Do							
Fr							
Sa							
So							

	N	A	S	O$_2$	H	SpO2	PEF	Notiz
Mo								
Di								
Mi								
Do								
Fr								
Sa								
So								

	SWIM	BIKE	RUN
Montag			
Dienstag			
Mittwoch			
Donnerstag			
Freitag			
Samstag			
Sonntag			
Gesamt			
√			

Sonstige Aktivitäten:

	K	A	S	RR	Hf	BZ	Gew.
Mo							
Di							
Mi							
Do							
Fr							
Sa							
So							

	N	A	S	O_2	H	SpO2	PEF	Notiz
Mo								
Di								
Mi								
Do								
Fr								
Sa								
So								

	SWIM	BIKE	RUN
Montag			
Dienstag			
Mittwoch			
Donnerstag			
Freitag			
Samstag			
Sonntag			
Gesamt			
√			

Sonstige Aktivitäten:

	K	A	S	RR	Hf	BZ	Gew.
Mo							
Di							
Mi							
Do							
Fr							
Sa							
So							

	N	A	S	O_2	H	SpO2	PEF	Notiz
Mo								
Di								
Mi								
Do								
Fr								
Sa								
So								

	SWIM	BIKE	RUN
Montag			
Dienstag			
Mittwoch			
Donnerstag			
Freitag			
Samstag			
Sonntag			
Gesamt			
√			

Sonstige Aktivitäten:

	K	A	S	RR	Hf	BZ	Gew.
Mo							
Di							
Mi							
Do							
Fr							
Sa							
So							

	N	A	S	O_2	H	SpO2	PEF	Notiz
Mo								
Di								
Mi								
Do								
Fr								
Sa								
So								

	SWIM	BIKE	RUN
Montag			
Dienstag			
Mittwoch			
Donnerstag			
Freitag			
Samstag			
Sonntag			
Gesamt			
√			

Sonstige Aktivitäten:

	K	A	S	RR	Hf	BZ	Gew.
Mo							
Di							
Mi							
Do							
Fr							
Sa							
So							

	N	A	S	O_2	H	SpO2	PEF	Notiz
Mo								
Di								
Mi								
Do								
Fr								
Sa								
So								

	SWIM	BIKE	RUN
Montag			
Dienstag			
Mittwoch			
Donnerstag			
Freitag			
Samstag			
Sonntag			
Gesamt			
√			

Sonstige Aktivitäten:

	K	A	S	RR	Hf	BZ	Gew.
Mo							
Di							
Mi							
Do							
Fr							
Sa							
So							

	N	A	S	O_2	H	SpO2	PEF	Notiz
Mo								
Di								
Mi								
Do								
Fr								
Sa								
So								

	SWIM	BIKE	RUN
Montag			
Dienstag			
Mittwoch			
Donnerstag			
Freitag			
Samstag			
Sonntag			
Gesamt			
√			

Sonstige Aktivitäten:

	K	A	S	RR	Hf	BZ	Gew.
Mo							
Di							
Mi							
Do							
Fr							
Sa							
So							

	N	A	S	O$_2$	H	SpO2	PEF	Notiz
Mo								
Di								
Mi								
Do								
Fr								
Sa								
So								

	SWIM	BIKE	RUN
Montag			
Dienstag			
Mittwoch			
Donnerstag			
Freitag			
Samstag			
Sonntag			
Gesamt			
√			

Sonstige Aktivitäten:

	K	A	S	RR	Hf	BZ	Gew.
Mo							
Di							
Mi							
Do							
Fr							
Sa							
So							

	N	A	S	O_2	H	SpO2	PEF	Notiz
Mo								
Di								
Mi								
Do								
Fr								
Sa								
So								

	SWIM	BIKE	RUN
Montag			
Dienstag			
Mittwoch			
Donnerstag			
Freitag			
Samstag			
Sonntag			
Gesamt			
√			

Sonstige Aktivitäten:

	K	A	S	RR	Hf	BZ	Gew.
Mo							
Di							
Mi							
Do							
Fr							
Sa							
So							

	N	A	S	O$_2$	H	SpO2	PEF	Notiz
Mo								
Di								
Mi								
Do								
Fr								
Sa								
So								

	SWIM	BIKE	RUN
Montag			
Dienstag			
Mittwoch			
Donnerstag			
Freitag			
Samstag			
Sonntag			
Gesamt			
√			

Sonstige Aktivitäten:

	K	A	S	RR	Hf	BZ	Gew.
Mo							
Di							
Mi							
Do							
Fr							
Sa							
So							

	N	A	S	O_2	H	SpO2	PEF	Notiz
Mo								
Di								
Mi								
Do								
Fr								
Sa								
So								

	SWIM	BIKE	RUN
Montag			
Dienstag			
Mittwoch			
Donnerstag			
Freitag			
Samstag			
Sonntag			
Gesamt			
√			

Sonstige Aktivitäten:

	K	A	S	RR	Hf	BZ	Gew.
Mo							
Di							
Mi							
Do							
Fr							
Sa							
So							

	N	A	S	O_2	H	SpO2	PEF	Notiz
Mo								
Di								
Mi								
Do								
Fr								
Sa								
So								

	SWIM	BIKE	RUN
Montag			
Dienstag			
Mittwoch			
Donnerstag			
Freitag			
Samstag			
Sonntag			
Gesamt			
√			

Sonstige Aktivitäten:

	K	A	S	RR	Hf	BZ	Gew.
Mo							
Di							
Mi							
Do							
Fr							
Sa							
So							

	N	A	S	O_2	H	SpO2	PEF	Notiz
Mo								
Di								
Mi								
Do								
Fr								
Sa								
So								

	SWIM	BIKE	RUN
Montag			
Dienstag			
Mittwoch			
Donnerstag			
Freitag			
Samstag			
Sonntag			
Gesamt			
√			

Sonstige Aktivitäten:

	K	A	S	RR	Hf	BZ	Gew.
Mo							
Di							
Mi							
Do							
Fr							
Sa							
So							

	N	A	S	O$_2$	H	SpO2	PEF	Notiz
Mo								
Di								
Mi								
Do								
Fr								
Sa								
So								

	SWIM	BIKE	RUN
Montag			
Dienstag			
Mittwoch			
Donnerstag			
Freitag			
Samstag			
Sonntag			
Gesamt			
√			

Sonstige Aktivitäten:

KW 33 _____

	K	A	S	RR	Hf	BZ	Gew.
Mo							
Di							
Mi							
Do							
Fr							
Sa							
So							

	N	A	S	O$_2$	H	SpO2	PEF	Notiz
Mo								
Di								
Mi								
Do								
Fr								
Sa								
So								

	SWIM	BIKE	RUN
Montag			
Dienstag			
Mittwoch			
Donnerstag			
Freitag			
Samstag			
Sonntag			
Gesamt			
√			

Sonstige Aktivitäten:

	K	A	S	RR	Hf	BZ	Gew.
Mo							
Di							
Mi							
Do							
Fr							
Sa							
So							

	N	A	S	O_2	H	SpO2	PEF	Notiz
Mo								
Di								
Mi								
Do								
Fr								
Sa								
So								

	SWIM	BIKE	RUN
Montag			
Dienstag			
Mittwoch			
Donnerstag			
Freitag			
Samstag			
Sonntag			
Gesamt			
√			

Sonstige Aktivitäten:

	K	A	S	RR	Hf	BZ	Gew.
Mo							
Di							
Mi							
Do							
Fr							
Sa							
So							

	N	A	S	O_2	H	SpO2	PEF	Notiz
Mo								
Di								
Mi								
Do								
Fr								
Sa								
So								

	SWIM	BIKE	RUN
Montag			
Dienstag			
Mittwoch			
Donnerstag			
Freitag			
Samstag			
Sonntag			
Gesamt			
√			

Sonstige Aktivitäten:

	K	A	S	RR	Hf	BZ	Gew.
Mo							
Di							
Mi							
Do							
Fr							
Sa							
So							

	N	A	S	O$_2$	H	SpO2	PEF	Notiz
Mo								
Di								
Mi								
Do								
Fr								
Sa								
So								

	SWIM	BIKE	RUN
Montag			
Dienstag			
Mittwoch			
Donnerstag			
Freitag			
Samstag			
Sonntag			
Gesamt			
√			

Sonstige Aktivitäten:

	K	A	S	RR	Hf	BZ	Gew.
Mo							
Di							
Mi							
Do							
Fr							
Sa							
So							

	N	A	S	O_2	H	SpO2	PEF	Notiz
Mo								
Di								
Mi								
Do								
Fr								
Sa								
So								

	SWIM	BIKE	RUN
Montag			
Dienstag			
Mittwoch			
Donnerstag			
Freitag			
Samstag			
Sonntag			
Gesamt			
√			

Sonstige Aktivitäten:

	K	A	S	RR	Hf	BZ	Gew.
Mo							
Di							
Mi							
Do							
Fr							
Sa							
So							

	N	A	S	O$_2$	H	SpO2	PEF	Notiz
Mo								
Di								
Mi								
Do								
Fr								
Sa								
So								

	SWIM	BIKE	RUN
Montag			
Dienstag			
Mittwoch			
Donnerstag			
Freitag			
Samstag			
Sonntag			
Gesamt			
√			

Sonstige Aktivitäten:

	K	A	S	RR	Hf	BZ	Gew.
Mo							
Di							
Mi							
Do							
Fr							
Sa							
So							

	N	A	S	O$_2$	H	SpO2	PEF	Notiz
Mo								
Di								
Mi								
Do								
Fr								
Sa								
So								

	SWIM	BIKE	RUN
Montag			
Dienstag			
Mittwoch			
Donnerstag			
Freitag			
Samstag			
Sonntag			
Gesamt			
√			

Sonstige Aktivitäten:

KW 40 _____

	K	A	S	RR	Hf	BZ	Gew.
Mo							
Di							
Mi							
Do							
Fr							
Sa							
So							

	N	A	S	O_2	H	SpO2	PEF	Notiz
Mo								
Di								
Mi								
Do								
Fr								
Sa								
So								

	SWIM	BIKE	RUN
Montag			
Dienstag			
Mittwoch			
Donnerstag			
Freitag			
Samstag			
Sonntag			
Gesamt			
√			

Sonstige Aktivitäten:

	K	A	S	RR	Hf	BZ	Gew.
Mo							
Di							
Mi							
Do							
Fr							
Sa							
So							

	N	A	S	O_2	H	SpO2	PEF	Notiz
Mo								
Di								
Mi								
Do								
Fr								
Sa								
So								

	SWIM	BIKE	RUN
Montag			
Dienstag			
Mittwoch			
Donnerstag			
Freitag			
Samstag			
Sonntag			
Gesamt			
√			

Sonstige Aktivitäten:

	K	A	S	RR	Hf	BZ	Gew.
Mo							
Di							
Mi							
Do							
Fr							
Sa							
So							

	N	A	S	O_2	H	SpO2	PEF	Notiz
Mo								
Di								
Mi								
Do								
Fr								
Sa								
So								

	SWIM	BIKE	RUN
Montag			
Dienstag			
Mittwoch			
Donnerstag			
Freitag			
Samstag			
Sonntag			
Gesamt			
√			

Sonstige Aktivitäten:

	K	A	S	RR	Hf	BZ	Gew.
Mo							
Di							
Mi							
Do							
Fr							
Sa							
So							

	N	A	S	O_2	H	SpO2	PEF	Notiz
Mo								
Di								
Mi								
Do								
Fr								
Sa								
So								

	SWIM	BIKE	RUN
Montag			
Dienstag			
Mittwoch			
Donnerstag			
Freitag			
Samstag			
Sonntag			
Gesamt			
√			

Sonstige Aktivitäten:

	K	A	S	RR	Hf	BZ	Gew.
Mo							
Di							
Mi							
Do							
Fr							
Sa							
So							

	N	A	S	O$_2$	H	SpO2	PEF	Notiz
Mo								
Di								
Mi								
Do								
Fr								
Sa								
So								

	SWIM	BIKE	RUN
Montag			
Dienstag			
Mittwoch			
Donnerstag			
Freitag			
Samstag			
Sonntag			
Gesamt			
√			

Sonstige Aktivitäten:

	K	A	S	RR	Hf	BZ	Gew.
Mo							
Di							
Mi							
Do							
Fr							
Sa							
So							

	N	A	S	O$_2$	H	SpO2	PEF	Notiz
Mo								
Di								
Mi								
Do								
Fr								
Sa								
So								

	SWIM	BIKE	RUN
Montag			
Dienstag			
Mittwoch			
Donnerstag			
Freitag			
Samstag			
Sonntag			
Gesamt			
√			

Sonstige Aktivitäten:

	K	A	S	RR	Hf	BZ	Gew.
Mo							
Di							
Mi							
Do							
Fr							
Sa							
So							

	N	A	S	O_2	H	SpO2	PEF	Notiz
Mo								
Di								
Mi								
Do								
Fr								
Sa								
So								

	SWIM	BIKE	RUN
Montag			
Dienstag			
Mittwoch			
Donnerstag			
Freitag			
Samstag			
Sonntag			
Gesamt			
√			

Sonstige Aktivitäten:

	K	A	S	RR	Hf	BZ	Gew.
Mo							
Di							
Mi							
Do							
Fr							
Sa							
So							

	N	A	S	O$_2$	H	SpO2	PEF	Notiz
Mo								
Di								
Mi		.						
Do								
Fr								
Sa								
So								

	SWIM	BIKE	RUN
Montag			
Dienstag			
Mittwoch			
Donnerstag			
Freitag			
Samstag			
Sonntag			
Gesamt			
√			

Sonstige Aktivitäten:

	K	A	S	RR	Hf	BZ	Gew.
Mo							
Di							
Mi							
Do							
Fr							
Sa							
So							

	N	A	S	O_2	H	SpO2	PEF	Notiz
Mo								
Di								
Mi								
Do								
Fr								
Sa								
So								

	SWIM	BIKE	RUN
Montag			
Dienstag			
Mittwoch			
Donnerstag			
Freitag			
Samstag			
Sonntag			
Gesamt			
√			

Sonstige Aktivitäten:

	K	A	S	RR	Hf	BZ	Gew.
Mo							
Di							
Mi							
Do							
Fr							
Sa							
So							

	N	A	S	O_2	H	SpO2	PEF	Notiz
Mo								
Di								
Mi								
Do								
Fr								
Sa								
So								

	SWIM	BIKE	RUN
Montag			
Dienstag			
Mittwoch			
Donnerstag			
Freitag			
Samstag			
Sonntag			
Gesamt			
√			

Sonstige Aktivitäten:

KW 50 _____

	K	A	S	RR	Hf	BZ	Gew.
Mo							
Di							
Mi							
Do							
Fr							
Sa							
So							

	N	A	S	O$_2$	H	SpO2	PEF	Notiz
Mo								
Di								
Mi								
Do								
Fr								
Sa								
So								

	SWIM	BIKE	RUN
Montag			
Dienstag			
Mittwoch			
Donnerstag			
Freitag			
Samstag			
Sonntag			
Gesamt			
√			

Sonstige Aktivitäten:

	K	A	S	RR	Hf	BZ	Gew.
Mo							
Di							
Mi							
Do							
Fr							
Sa							
So							

	N	A	S	O$_2$	H	SpO2	PEF	Notiz
Mo								
Di								
Mi								
Do								
Fr								
Sa								
So								

	SWIM	BIKE	RUN
Montag			
Dienstag			
Mittwoch			
Donnerstag			
Freitag			
Samstag			
Sonntag			
Gesamt			
√			

Sonstige Aktivitäten:

	K	A	S	RR	Hf	BZ	Gew.
Mo							
Di							
Mi							
Do							
Fr							
Sa							
So							

	N	A	S	O_2	H	SpO2	PEF	Notiz
Mo								
Di								
Mi								
Do								
Fr								
Sa								
So								

	SWIM	BIKE	RUN
Montag			
Dienstag			
Mittwoch			
Donnerstag			
Freitag			
Samstag			
Sonntag			
Gesamt			
√			

Sonstige Aktivitäten:

	K	A	S	RR	Hf	BZ	Gew.
Mo							
Di							
Mi							
Do							
Fr							
Sa							
So							

	N	A	S	O$_2$	H	SpO2	PEF	Notiz
Mo								
Di								
Mi								
Do								
Fr								
Sa								
So								

	SWIM	BIKE	RUN
Montag			
Dienstag			
Mittwoch			
Donnerstag			
Freitag			
Samstag			
Sonntag			
Gesamt			
√			

Sonstige Aktivitäten:

Legende/Ausfüllhilfe:

KW 53   28.12.2020-03.01.2021

KW 53= 53. Kalenderwoche

	K	A	S	RR	Hf	BZ	Gew.
Mo							

<- abhaken, wenn ganze Woche
durchgehalten

K: abends kohlenhydratarme Ernährung

A: keinen Alkohol getrunken

S: keine Süßwaren gegessen

RR: Blutdruck

Hf: Herzfrequenz

BZ: Blutzucker

Gew.: Gewicht

	N	A	S	O_2	H	SpO2	PEF	Notiz
Mo								

N: kein Nikotin

A: Asthmaanfall gehabt

S: Asthma-Spray benutzt

O2: Sauerstoff inhaliert

H: Herzbeschwerden gehabt

SpO2: Sauerstoffsättigung

PEF: gemessener Peakflow

	SWIM	BIKE	RUN

SWIM: geschwommen (in m)

BIKE: Rad gefahren (in km)

RUN: Gegangen oder Gelaufen (in km)

III. Anhang

Autoren

Dr. med. Jörg Hennig

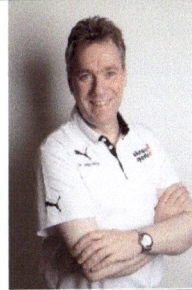

Facharzt für Allgemeinmedizin, Sportmedizin, Gesundheits-förderung und Prävention

Lehrarzt der Westfälischen Wilhelms-Universität Münster
3. Vorsitzender des Sportärztebund Westfalen

Jenny-Beth Schmitt

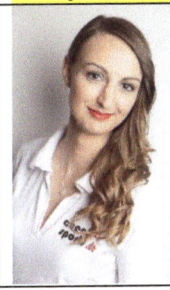

Medizinische Fachangestellte, Versorgungsassistentin in der Hausarztpraxis (VerAH), Nichtärztliche Praxisassistentin (NäPa), Entlastende Versorgungsassistentin (EVA)

TRI-Trimming®

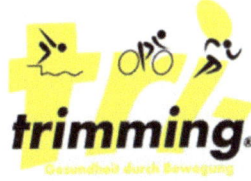

Tri-Trimming® für Einsteiger umfasst die Durchführung einer Distanz eines Volkstriathlons, absolviert in einer Woche:

500 m schwimmen, 20 km Radfahren und 5 km Laufen   **www.tri-trimming.de**

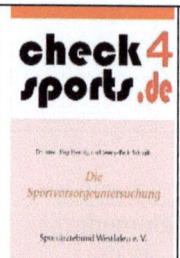

check4sports®
Die Sportvorsorgeuntersuchung
Hennig, Dr. med. Jörg;
Schmitt, Jenny-Beth

ISBN 9783750461314
138 Seiten, 12x19 cm, Paperback
€ 8,90

Ein Schwerpunkt der Sportmedizin ist die Prävention: Neulinge und Wiedereinsteiger im Sport wie auch routinierte Sporttreibende sollten unbedingt zum check4sports®, um Risiken aufzudecken und das Training zu steuern.
ZIEL DIESES BUCHES ist es, diese regelmäßigen Vorsorgeuntersuchungen und den Gesundheitszustand des Sportlers über fünf Jahre zu dokumentieren.

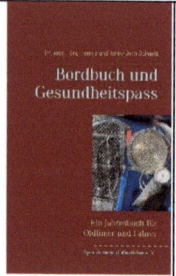

Bordbuch und Gesundheitspass
Ein Jahresbuch für Oldtimer und Fahrer
Hennig, Dr. med. Jörg;
Schmitt, Jenny-Beth

ISBN 9783750461314
138 Seiten, 12x19 cm, Paperback
€ 8,90

Ärzte wissen, dass nicht nur der Oldtimer umsorgt werden sollte, sondern auch die Gesundheit des Fahrers bzw. der Fahrerin.
Vorsorgeuntersuchungen und Behandlungen sowie die Bewegung werden deshalb in diesem Bordbuch für Fahrer und Oldtimer gleichermaßen geplant und dokumentiert.

Englischsprachige Ausgabe des „Bordbuch und Gesundheitspass"
The Health Logbook for Classic Cars and their Drivers
Hennig, Dr. med. Jörg/Schmitt, Jenny
ISBN 9783750440661, BoD, 80 S., Paperback, € 9,90

Die Schriftenreihe der Autoren wird fortgesetzt.